骨髓增生异常综合征（MDS）标准数据集

标准数据集

（2020版）

肖志坚

中国医学科学院血液病医院

（中国医学科学院血液学研究所）

国家血液系统疾病临床医学研究中心

实验血液学国家重点实验室

中国血液病专科联盟

图书在版编目（CIP）数据

骨髓增生异常综合征（MDS）标准数据集：2020 版 / 肖志坚主编；中国医学科学院血液病医院（中国医学科学院血液学研究所）等组织编写 . —北京：科学技术文献出版社，2020.11
　　ISBN 978-7-5189-7291-3

　　Ⅰ . ①骨… 　Ⅱ . ①肖… ②中… 　Ⅲ . ①骨髓增生异常综合征—诊疗—规范 　Ⅳ . ① R551.3-65

中国版本图书馆 CIP 数据核字（2020）第 214928 号

骨髓增生异常综合征（MDS）标准数据集（2020 版）

策划编辑：付秋玲　　责任编辑：李　丹　何惠子　　责任校对：王瑞瑞　　责任出版：张志平

出　版　者	科学技术文献出版社
地　　　址	北京市复兴路 15 号　邮编 100038
编　务　部	（010）58882938，58882087（传真）
发　行　部	（010）58882868，58882870（传真）
邮　购　部	（010）58882873
官 方 网 址	www.stdp.com.cn
发　行　者	科学技术文献出版社发行　全国各地新华书店经销
印　刷　者	北京地大彩印有限公司
版　　　次	2020 年 11 月第 1 版　2020 年 11 月第 1 次印刷
开　　　本	787×1092　1/16
字　　　数	68 千
印　　　张	4.25
书　　　号	ISBN 978-7-5189-7291-3
定　　　价	38.00 元

骨髓增生异常综合征（MDS）数据标准工作组成员

组　长　肖志坚

副组长　付　蓉　常春康　杜　欣　陈苏宁　佟红艳　韩　冰　吴　俣　王　昱

成　员　姜尔烈　苗　瞄　张苏江　宋　强　翁建宇　程　海　王　一　戴　敏

　　　　　张　敏　王　利　钱　军　任金海　秦铁军　徐泽锋　李　冰　胡耐博

　　　　　王慧君　朱国庆　孙　琦　贾玉娇　李承文　李占琦　石　茵　沙增荟

致谢医渡云（北京）技术有限公司以下工作组成员对数据集提供的技术支持

张　实　林　琳　梁　轩　林　健　刘水清　满　贞　周　印　杜梦玲　李　潇

范梦洁　尹志群

　　骨髓增生异常综合征（myelodysplastic syndrome，MDS）是一组获得性、高度异质性、起源于造血干细胞的髓系肿瘤，以骨髓造血细胞发育异常和高风险向急性髓性白血病转化为主要特点，MDS 的临床表现及实验室检查比较复杂，不同亚型的 MDS 预后也不同。2001 年，北美癌症登记协会（SEER）开始对 MDS 患者进行登记，根据 SEER 数据显示，欧洲共同体每年约有 2 万人被诊断为 MDS，亚洲国家发病率据报道显示，日本发病率为 1.0/10 万，中国上海发病率为 1.45/10 万。随着 MDS 年发病率逐年升高，其已成为危害人民健康的严重疾病。随着信息技术的飞速发展，医学大数据已经在许多疾病的诊断和治疗中发挥了重要作用，通过信息整合和数据挖掘，从真实世界数据中探索学科规律，从而加深了人们对各种疾病发生发展规律的认识，并指导临床医师进行更加有效的治疗。

　　目前，国外已有包括 SEER 多瘤病种数据库、TCGA 癌症基因信息数据库、欧洲 ACCENT 结直肠癌数据中心、欧洲血液与骨髓移植协会注册数据库（EBMT Registries）等全球性的肿瘤大数据中心，这些医学大数据平台收集了大量循证医学的相关数据，为临床医师的循证实践及临床医学研究提供了系统的证据支持和宝贵的第一手资料。但是，我国医疗数据散落在医疗各个系统中，数据可及性和数据的质量堪忧是国内众多临床学者开展真实世界研究的过程中，面临的最大困难和挑战。不同医院使用的医疗信息系统提供者达 300 多家，数据结构和标准尚待统一，导致这些宝贵的医学资料无法有效地整合利用。

通过数据标准及数据平台建设流程，可以将分散于不同医院不同信息系统中的临床信息通过数据采集、清洗、重构、存储、整合、挖掘等步骤集成疾病数据中心，进而利用自然语言处理技术、结构化、归一和EMPI等先进的机器学习和人工智能技术，对疾病的医疗数据进行规范集成、深度挖掘、综合利用。从底层出发的数据采集到数据互联互通、数据集成，再到数据分析加工、数据应用，整合了医院的异源、异构的数据。

建立规范统一的标准术语体系是建立单一大病种数据库的基础，在术语标准化方面，我国2002年开始已采用了国际疾病编码和国际手术编码，但这两大术语还不足以覆盖医疗记录中所有临床信息。且目前较为广泛采用的医学术语系统命名法——临床术语（SNOMED CT）、统一医学语言系统（UMLS）及医学语言、百科全书与术语命名通用架构（GALEN）等在我国并不适用。

因此，我们拟依托国家血液系统疾病临床医学研究中心和GCP平台建设项目，根据相关术语规范、骨髓增生异常综合征相关指南文献及专家共识等规范性文件形成基于中国的MDS标准数据集，为建立MDS疾病数据库提供技术标准。该数据集由患者人口学信息数据、就诊信息数据、一诉五史数据、体格检查数据、诊断数据、骨髓形态和骨髓活检数据、免疫表型分析数据、细胞遗传学数据、分子生物学和细胞生物学检查数据、实验室检验数据、物理检查数据、治疗及疗效评估数据等组成，为临床医师的循证实践及临床医学研究提供系统的证据支持和宝贵的第一手资料，共同构建及推进中国骨髓增生异常综合征疾病的诊疗规范，为降低骨髓增生异常综合征发病率、提升人口生活质量做出积极贡献。

肖志坚

目　录 ∎

1. 患者人口学信息

模块名称	参考标准
1. 患者人口学信息	国家卫生行业标准 WS 445.10—2014 电子病历住院病案首页[1] EBMT Registry data collection forms[2]

序号	数据元名称	值域 / 数据类型	数据加工类型
1.1	本人姓名	文本	映射
1.2	性别	男性，女性，未知	映射
1.3	民族	中国各民族名称	映射
1.4	国籍	国籍名称	映射
1.5	出生日期	YYYY–MM–DD	映射
1.6	职业类别	职业分类与代码	映射
1.7	本人电话	文本	映射
1.8	籍贯省（区，市）	中国行政区划省市名称	映射
1.9	籍贯市	文本	映射
1.10	ABO 血型	A，B，AB，O，未查	映射

续表

序号	数据元名称	值域／数据类型	数据加工类型
1.11	RH 血型	阳性，阴性，未查	映射
1.12	病案号码	文本	映射
1.13	是否死亡	是，否，未知	映射
1.14	死亡时间	YYYY-MM-DD	映射
1.15	住院号	文本	映射
1.16	门诊编号	文本	映射
1.17	婚姻状况	未婚，已婚，离异，丧偶，其他	映射
1.18	身份证号	文本	映射
1.19	出生地	文本	映射
1.20	户口地址	文本	映射
1.21	现住址	文本	映射
1.22	现住址邮编	文本	映射
1.23	工作单位	文本	映射
1.24	工作单位地址	文本	映射
1.25	工作单位电话	文本	映射
1.26	工作单位邮编	文本	映射

序 号	数据元名称	值域／数据类型	数据加工类型
1.27	联系人姓名	文本	映射
1.28	联系人关系	文本	映射
1.29	联系人地址	文本	映射
1.30	联系人电话	文本	映射
1.31	健康卡号	文本	映射
1.32	医疗付费方式	城镇职工基本医疗保险，城镇居民基本医疗保险，新型农村合作医疗，贫困救助，商业医疗保险，全公费，全自费，其他社会保险，其他	映射

2. 就诊信息

模块名称	参考标准
2. 就诊信息	国家卫生行业标准 WS 445.10—2014 电子病历住院病案首页 [1] ICD-10 [3]

序号	数据元名称	值域 / 数据类型	数据加工类型
2.1	就诊类型	门诊，急诊，住院	映射
2.2	就诊 / 入院日期	YYYY-MM-DD	映射
2.3	就诊 / 入院科室	文本	映射
2.4	入院途径	门诊，急诊，其他医疗机构转入，其他	映射
2.5	就诊年龄（岁）	数值	逻辑计算
2.6	主要诊断	文本	映射
2.7	主要诊断 ICD10 名称	文本	映射
2.8	主要诊断 ICD10 编码	文本	映射
2.9	出院日期	YYYY-MM-DD	映射

序号	数据元名称	值域 / 数据类型	数据加工类型
2.10	出院科室	文本	映射
2.11	离院方式	医嘱离院，医嘱转院，医嘱转社区 / 乡镇卫生院，非医嘱离院，死亡，其他	映射
2.12	转归情况	文本	映射
2.13	经治医师	文本	映射
2.14	住院总费用	文本	映射
2.15	住院次数	数值	映射

3. 一诉五史

模块名称	参考标准
3. 一诉五史	国家卫生行业标准 WS 445.10—2014 电子病历入院记录 [4] 病历书写规范 2010 版 [4]

序号	子模块	数据元名称	值域 / 数据类型	数据加工类型
3.1	主诉	检查日期	YYYY-MM-DD	映射
3.2	主诉	主诉	文本	映射
3.3	主诉	主诉信息 - 阳性症状体征	文本	结构化 + 归一
3.4	主诉	主诉信息 - 病程	相对时间	结构化 + 归一
3.5	现病史	末次治疗时间	YYYY-MM-DD	逻辑计算
3.6	现病史	首发临床表现	文本	逻辑计算
3.7	现病史	病程	相对时间	逻辑计算
3.8	现病史	检查日期	YYYY-MM-DD	映射
3.9	现病史	现病史	文本	映射

序号	子模块	数据元名称	值域 / 数据类型	数据加工类型
3.10	现病史	阳性症状名称	文本	结构化 + 归一
3.11	现病史	阴性症状名称	文本	结构化 + 归一
3.12	现病史	体重改变史	是，否	结构化
3.13	现病史	体重改变时间	YYYY-MM-DD	结构化
3.14	现病史	体重改变数值	数值	结构化
3.15	现病史	体重改变性质	增加，减少，不变	结构化 + 归一
3.16	既往史	是否有手术史	是，否	结构化
3.17	既往史	是否有放疗史	是，否	结构化
3.18	既往史	是否有化疗史	是，否	结构化
3.19	既往史	是否有既往疾病史	是，否	结构化
3.20	既往史	是否有传染病史	是，否	结构化
3.21	既往史	既往传染病名称	文本	结构化 + 归一
3.22	既往史	是否有过敏史	是，否	结构化
3.23	既往史	过敏原名称	文本	结构化 + 归一
3.24	既往史	是否有输血史	是，否	结构化

序号	子模块	数据元名称	值域 / 数据类型	数据加工类型
3.25	既往史	输血起始日期	YYYY-MM-DD	结构化＋归一
3.26	既往史	红细胞输注频次（U/月）	数值	结构化＋归一
3.27	既往史	血小板输注频次（治疗单位/月）	数值	结构化＋归一
3.28	既往史	末次输注日期	YYYY-MM-DD	结构化＋归一
3.29	既往史	是否有外伤史	是，否	结构化
3.30	既往史	是否有高血压	是，否	结构化
3.31	既往史	是否有糖尿病	是，否	结构化
3.32	既往史	是否有冠心病	是，否	结构化
3.33	既往史	是否有肝炎	是，否	结构化
3.34	既往史	是否有结核	是，否	结构化
3.35	既往史	既往疾病名称	文本	结构化＋归一
3.36	既往史	是否有血液病史	是，否	结构化
3.37	既往史	血液病名称	文本	结构化＋归一
3.38	既往史	是否心功能不全	是，否	结构化
3.39	既往史	是否肝功能不全	是，否	结构化
3.40	既往史	是否肾功能不全	是，否	结构化

序号	子模块	数据元名称	值域 / 数据类型	数据加工类型
3.41	既往史	是否有放疗史	是，否	结构化
3.42	既往史	放疗起始时间	YYYY-MM-DD	映射
3.43	既往史	末次放疗时间	YYYY-MM-DD	映射
3.44	既往史	放疗部位	文本	结构化 + 归一
3.45	既往史	放疗剂量率	数值	结构化 + 归一
3.46	既往史	放疗剂量 / 次（Gy/ 次）	数值	映射
3.47	既往史	放疗时间	YYYY-MM-DD	映射
3.48	既往史	放疗总剂量（Gy）	数值	结构化 + 归一
3.49	既往史	是否有化疗史	是，否	映射
3.50	既往史	化疗起始时间	YYYY-MM-DD	映射
3.51	既往史	末次化疗时间	YYYY-MM-DD	映射
3.52	既往史	化疗方案（包括使用药物、剂量）	文本	结构化 + 归一
3.53	既往史	化疗总疗程	数值	结构化 + 归一
3.54	个人史	检查日期	YYYY-MM-DD	映射
3.55	个人史	个人史	文本	映射
3.56	个人史	是否有毒物接触史	是，否	结构化

序号	子模块	数据元名称	值域／数据类型	数据加工类型
3.57	个人史	是否有疫区接触史	是，否	结构化
3.58	个人史	是否有放射性物质接触史	是，否	结构化
3.59	个人史	是否有化学毒物接触史	是，否	结构化
3.60	个人史	是否吸烟	是，否	结构化
3.61	个人史	日吸烟量（支／天）	数值	结构化
3.62	个人史	烟龄（年）	数值	结构化
3.63	个人史	是否戒烟	是，否	结构化
3.64	个人史	戒烟年数（年）	数值	结构化
3.65	个人史	是否饮酒	是，否	结构化
3.66	个人史	日饮酒量（克／天）	数值	结构化
3.67	个人史	酒龄（年）	数值	结构化
3.68	个人史	是否戒酒	是，否	结构化
3.69	个人史	戒酒年数（年）	数值	结构化
3.70	家族史	检查日期	YYYY-MM-DD	映射
3.71	家族史	家族史	文本	映射
3.72	家族史	是否有疾病家族史	是，否	结构化

序号	子模块	数据元名称	值域／数据类型	数据加工类型
3.73	家族史	疾病家族史信息－疾病名称	文本	结构化＋归一
3.74	家族史	疾病家族史信息－亲属关系	文本	结构化＋归一
3.75	家族史	是否有血液病家族史	是，否	结构化
3.76	家族史	血液病家族史－疾病名称	文本	结构化＋归一
3.77	家族史	血液病家族史－患病年龄（岁）	数值	结构化
3.78	家族史	血液病家族史－亲属关系	文本	结构化＋归一
3.79	家族史	是否有遗传病家族史	是，否	结构化
3.80	家族史	遗传病家族史－疾病名称	文本	结构化＋归一
3.81	家族史	遗传病家族史－患病年龄（岁）	数值	结构化
3.82	家族史	遗传病家族史－亲属关系	文本	结构化＋归一
3.83	月经孕产史	检查日期	YYYY-MM-DD	映射
3.84	月经孕产史	月经初潮年龄（岁）	数值	结构化
3.85	月经孕产史	经期最长天数（天）	数值	结构化
3.86	月经孕产史	经期最短天数（天）	数值	结构化
3.87	月经孕产史	是否痛经	是，否	结构化
3.88	月经孕产史	月经是否规律	是，否	结构化

序号	子模块	数据元名称	值域／数据类型	数据加工类型
3.89	月经孕产史	末次月经日期	YYYY-MM-DD	结构化
3.90	月经孕产史	是否绝经	是，否	结构化
3.91	月经孕产史	绝经年龄（岁）	数值	结构化
3.92	月经孕产史	流产次数（次）	数值	结构化
3.93	月经孕产史	生育个数（个）	数值	结构化
3.94	月经孕产史	活胎次数（次）	数值	结构化
3.95	月经孕产史	怀孕次数（次）	数值	结构化

4. 体格检查

模块名称	参考标准
4.体格检查	国家卫生行业标准 WS 445.10—2014 电子病历入院记录[1] 病历书写规范 2010 版 [4] ECOG/KPS Scoring[5]

序号	子模块	数据元名称	值域 / 数据类型	数据加工类型
4.1	体格检查	检查日期	YYYY-MM-DD	映射
4.2	体格检查	体格检查	文本	映射
4.3	体格检查	入院体温（摄氏度）	数值	结构化
4.4	体格检查	入院收缩压（mmHg）	数值	结构化
4.5	体格检查	入院舒张压（mmHg）	数值	结构化
4.6	体格检查	入院脉压差（mmHg）	数值	结构化
4.7	体格检查	入院呼吸频率（次 / 分）	数值	结构化
4.8	体格检查	入院脉率（次 / 分）	数值	结构化

续表

序号	子模块	数据元名称	值域／数据类型	数据加工类型
4.9	体格检查	入院心率（次／分）	数值	结构化
4.10	体格检查	入院身高（cm）	数值	结构化
4.11	体格检查	入院体重（kg）	数值	结构化
4.12	体格检查	入院体重指数（BMI）	数值	逻辑计算
4.13	体格检查	入院体表面积（BSA）	数值	逻辑计算
4.14	体格检查	是否淋巴结肿大	是，否	结构化
4.15	体格检查	是否皮肤黏膜苍白	是，否	结构化
4.16	体格检查	脾脏是否肿大	是，否	结构化
4.17	体格检查	脾脏肿大程度	文本	结构化＋归一
4.18	体格检查	肝脏是否肿大	是，否	结构化
4.19	体格检查	肝脏肿大程度	文本	结构化＋归一
4.20	体格检查	淋巴结肿大部位	文本	结构化＋归一
4.21	体格检查	是否有淋巴结压痛	是，否	结构化
4.22	体格检查	淋巴结压痛部位	文本	结构化＋归一
4.23	体格检查	淋巴结边界	文本	结构化＋归一
4.24	体格检查	淋巴结活动度	文本	结构化＋归一

续表

序号	子模块	数据元名称	值域 / 数据类型	数据加工类型
4.25	体格检查	淋巴结硬度	文本	结构化 + 归一
4.26	体格检查	苍白部位	文本	结构化 + 归一
4.27	体格检查	是否咳嗽	是，否	结构化
4.28	体格检查	是否咳痰	是，否	结构化
4.29	体格检查	咳痰性状	文本	结构化 + 归一
4.30	体格检查	咳痰量（mL）	数值	结构化
4.31	体格检查	是否腹泻	是，否	结构化
4.32	体格检查	腹泻量（mL）	数值	结构化
4.33	体格检查	腹泻性状	文本	结构化 + 归一
4.34	体能评分	ECOG 评分	数值	映射
4.35	体能评分	KPS 评分	数值	映射
4.36	体能评分	VAS 评分	数值	映射
4.37	专科检查	是否有皮肤黏膜出血征	是，否	结构化
4.38	专科检查	是否有皮疹	是，否	结构化
4.39	专科检查	是否有贫血貌	是，否	结构化
4.40	专科检查	是否有巩膜黄染	是，否	结构化
4.41	专科检查	是否有皮肤黄染	是，否	结构化

续表

序号	子模块	数据元名称	值域／数据类型	数据加工类型
4.42	专科检查	是否有水肿	是，否	结构化
4.43	专科检查	水肿部位	是，否	结构化
4.44	专科检查	是否有压痛	是，否	结构化
4.45	专科检查	压痛部位	文本	结构化＋归一
4.46	专科检查	是否有叩击痛	是，否	结构化
4.47	专科检查	叩击痛部位	文本	结构化＋归一
4.48	专科检查	是否牙龈肿胀	是，否	结构化
4.49	专科检查	是否口腔溃疡	是，否	结构化
4.50	专科检查	是否视网膜出血／血管扩张	是，否	结构化
4.51	专科检查	是否视网膜渗出／结节	是，否	结构化
4.52	专科检查	是否有腹部肿块	是，否	结构化
4.53	专科检查	是否中枢神经浸润	是，否	结构化
4.54	专科检查	是否眼部浸润	是，否	结构化
4.55	专科检查	是否淋巴结浸润	是，否	结构化
4.56	专科检查	是否骨骼和关节浸润	是，否	结构化
4.57	专科检查	是否口腔浸润	是，否	结构化
4.58	专科检查	是否皮肤浸润	是，否	结构化

续表

序号	子模块	数据元名称	值域/数据类型	数据加工类型
4.59	专科检查	是否有皮肤出血征	是，否	结构化
4.60	专科检查	其他浸润部位	是，否	结构化+归一
4.61	生命体征	体温（摄氏度）	数值	映射
4.62	生命体征	收缩压（mmHg）	数值	映射
4.63	生命体征	舒张压（mmHg）	数值	映射
4.64	生命体征	脉压差（mmHg）	数值	映射
4.65	生命体征	呼吸频率（次/分）	数值	映射
4.66	生命体征	脉率（次/分）	数值	映射
4.67	生命体征	心率（次/分）	数值	映射
4.68	生命体征	血氧饱和度	数值	映射
4.69	生命体征	身高（cm）	数值	映射
4.70	生命体征	体重（kg）	数值	映射
4.71	生命体征	体重指数（BMI）	数值	映射
4.72	生命体征	体表面积（BSA）	数值	映射
4.73	生命体征	NRS评分	数值	逻辑计算

5. 诊断

模块名称	参考标准
5. 诊断	ICD-10[3] NCCN Clinical Practice Guidelines in Oncology： Myelodysplastic syndromes（Version 2.2017）[6] Myelodysplastic syndromes：ESMO Clinical Practice Guidelines for diagnosis，treatment and follow-up[7] 骨髓增生异常综合征中国诊断与治疗指南（2019年版）[8]

序号	子模块	数据元名称	值域／数据类型	数据加工类型
5.1	全部诊断	诊断时间	YYYY-MM-DD	映射
5.2	全部诊断	诊断名称	文本	映射
5.3	全部诊断	ICD10诊断名称	文本	映射
5.4	全部诊断	ICD10诊断编码	文本	映射
5.5	全部诊断	诊断顺位	数值	映射
5.6	全部诊断	诊断来源	门诊，急诊，入院，出院	映射
5.7	MDS诊断	诊断时间	YYYY-MM-DD	映射
5.8	MDS诊断	诊断名称	文本	映射

序号	子模块	数据元名称	值域／数据类型	数据加工类型
5.9	MDS 诊断	ICD10 诊断名称	文本	映射
5.10	MDS 诊断	ICD10 诊断编码	文本	映射
5.11	MDS 诊断	诊断来源	门诊，急诊，入院，出院	映射
5.12	MDS 诊断	FAB 分型	RA，RARS，RAEB，RAEB-t，CMML	结构化＋归一
5.13	MDS 诊断	WHO（2016 修订）分型	MDS-SLD，MDS-MLD，MDS-RS，MDA-RS-SLD，MDS-RS-MLD，MDS 伴有单纯 5q-，MDS-EB，MDS-EB-1，MDS-EB-2，MDS-U，PB 1% 原始细胞，单系病态造血及全血细胞减少，基于典型细胞遗传学异常，RCC	结构化＋归一
5.14	MDS 诊断	IPSS 预后分组	低危组，中危 -1，中危 -2，高危组	结构化＋归一
5.15	MDS 诊断	IPSS-R 预后分组	极高危组，中危组，高危组，低危组，极低危组	结构化＋归一
5.16	MDS 诊断	WPSS 预后分组	极高危组，高危组，中危组，低危组，极低危组	结构化＋归一
5.17	MDS 诊断	病理学分型	文本	结构化＋归一

6. 骨髓穿刺涂片和骨髓活检组织切片细胞形态学

模块名称	参考标准
6. 骨髓穿刺涂片和骨髓活检组织切片细胞形态学	NCCN Clinical Practice Guidelines in Oncology：Myelodysplastic syndromes（Version 2.2017）[6] Myelodysplastic syndromes：ESMO Clinical Practice Guidelines for diagnosis，treatment and follow-up[7] 骨髓增生异常综合征中国诊断与治疗指南（2019年版）[8]

序号	子模块	数据元名称	值域 / 数据类型	数据加工类型
6.1	骨髓穿刺涂片细胞形态	检查日期	YYYY-MM-DD	映射
6.2	骨髓穿刺涂片细胞形态	检查报告日期	YYYY-MM-DD	映射
6.3	骨髓穿刺涂片细胞形态	取材部位	文本	映射
6.4	骨髓穿刺涂片细胞形态	骨髓增生程度	极度活跃（Ⅰ级），明显活跃（Ⅱ级），活跃（Ⅲ级），减低（Ⅳ级），极度减低（Ⅴ级）	结构化 + 归一
6.5	骨髓穿刺涂片细胞形态	形态描述	文本	映射
6.6	骨髓穿刺涂片细胞形态	结论	文本	映射
6.7	骨髓穿刺涂片细胞形态	疗效评价	CR，PR，HI，mCR，SD，PD，复发	结构化 + 归一

序号	子模块	数据元名称	值域／数据类型	数据加工类型
6.8	骨髓穿刺涂片细胞形态	是否复发	是，否	结构化
6.10	骨髓穿刺涂片细胞形态	细胞名称	粒细胞系统，红细胞系统，淋巴细胞系统，单核细胞系统，浆细胞系统，巨核细胞系统，其他细胞	结构化＋归一
6.11	骨髓穿刺涂片细胞形态	检查结果	数值	映射
6.12	骨髓活检组织切片细胞形态	检查日期	YYYY-MM-DD	映射
6.13	骨髓活检组织切片细胞形态	报告日期	YYYY-MM-DD	映射
6.14	骨髓活检组织切片细胞形态	染色方法	文本	结构化＋归一
6.15	骨髓活检组织切片细胞形态	骨髓增生程度（％）	数值	映射
6.16	骨髓活检组织切片细胞形态	年龄校正的增生程度描述	极度活跃，较活跃，大致正常，较低下，极度低下	结构化＋归一
6.17	骨髓活检组织切片细胞形态	粒系增生情况描述	文本	映射
6.18	骨髓活检组织切片细胞形态	粒系是否左移	是，否	结构化＋归一
6.19	骨髓活检组织切片细胞形态	红系增生情况描述	文本	结构化＋归一
6.20	骨髓活检组织切片细胞形态	红系是否左移	是，否	映射
6.21	骨髓活检组织切片细胞形态	粒系红系比值	文本	结构化＋归一

续表

序号	子模块	数据元名称	值域／数据类型	数据加工类型
6.22	骨髓活检组织切片细胞形态	巨核系增生情况描述	文本	映射
6.23	骨髓活检组织切片细胞形态	巨核细胞大小描述	文本	映射
6.24	骨髓活检组织切片细胞形态	巨核细胞分布描述	文本	映射
6.25	骨髓活检组织切片细胞形态	巨核细胞核形态描述	文本	映射
6.27	骨髓活检组织切片细胞形态	胶原纤维增生	是，否	结构化＋归一
6.28	骨髓活检组织切片细胞形态	网状纤维染色	是，否	结构化＋归一
6.29	骨髓活检组织切片细胞形态	网状纤维染色级别	0，1，2，3	映射
6.30	骨髓活检组织切片细胞形态	免疫组织化学染色结果描述	文本	映射
6.31	骨髓活检组织切片细胞形态	抗体（CD34、CD42b、CD61等）结果描述	文本	映射

7. 免疫表型分析

模块名称	参考标准
7. 免疫表型分析	NCCN Clinical Practice Guidelines in Oncology： Myelodysplastic syndromes（Version 2.2017）[6] Myelodysplastic syndromes： ESMO Clinical Practice Guidelines for diagnosis，treatment and follow-up[7] 骨髓增生异常综合征中国诊断与治疗指南（2019 年版）[8]

序号	子模块	数据元名称	值域／数据类型	数据加工类型
7.1	流式细胞术免疫表型分析	检验日期	YYYY-MM-DD	映射
7.2	流式细胞术免疫表型分析	检验项目名称	文本	映射
7.3	流式细胞术免疫表型分析	CD16- 骨髓	数值	映射
7.4	流式细胞术免疫表型分析	CD117- 骨髓	数值	映射
7.5	流式细胞术免疫表型分析	CD34- 骨髓	数值	映射
7.6	流式细胞术免疫表型分析	CD38- 骨髓	数值	映射
7.7	流式细胞术免疫表型分析	CD13- 骨髓	数值	映射
7.8	流式细胞术免疫表型分析	HLA-DR- 骨髓	数值	映射

续表

序号	子模块	数据元名称	值域／数据类型	数据加工类型
7.9	流式细胞术免疫表型分析	CD11b- 骨髓	数值	映射
7.10	流式细胞术免疫表型分析	CD15- 骨髓	数值	映射
7.11	流式细胞术免疫表型分析	CD5- 骨髓	数值	映射
7.12	流式细胞术免疫表型分析	CD2- 骨髓	数值	映射
7.13	流式细胞术免疫表型分析	CD7- 骨髓	数值	映射
7.14	流式细胞术免疫表型分析	CD3- 骨髓	数值	映射
7.15	流式细胞术免疫表型分析	CD35- 骨髓	数值	映射
7.16	流式细胞术免疫表型分析	CD16- 骨髓	数值	映射
7.17	流式细胞术免疫表型分析	CD4- 骨髓	数值	映射
7.18	流式细胞术免疫表型分析	CD14- 骨髓	数值	映射
7.19	流式细胞术免疫表型分析	CD33- 骨髓	数值	映射
7.20	流式细胞术免疫表型分析	CD8- 骨髓	数值	映射
7.21	流式细胞术免疫表型分析	CD64- 骨髓	数值	映射
7.22	流式细胞术免疫表型分析	CD36- 骨髓	数值	映射
7.23	流式细胞术免疫表型分析	CD105- 骨髓	数值	映射
7.24	流式细胞术免疫表型分析	CD56- 骨髓	数值	映射

序号	子模块	数据元名称	值域／数据类型	数据加工类型
7.25	流式细胞术免疫表型分析	CD71– 骨髓	数值	映射
7.26	流式细胞术免疫表型分析	CD10– 骨髓	数值	映射
7.27	流式细胞术免疫表型分析	CD19– 骨髓	数值	映射
7.28	流式细胞术免疫表型分析	CD57– 静脉血	数值	映射
7.29	流式细胞术免疫表型分析	CD16– 静脉血	数值	映射
7.30	流式细胞术免疫表型分析	CD5– 静脉血	数值	映射
7.31	流式细胞术免疫表型分析	CD3– 静脉血	数值	映射
7.32	流式细胞术免疫表型分析	CD56– 静脉血	数值	映射
7.33	流式细胞术免疫表型分析	CD8– 静脉血	数值	映射
7.34	流式细胞术免疫表型分析	CD4– 静脉血	数值	映射
7.35	流式细胞术免疫表型分析	CD7– 静脉血	数值	映射
7.36	流式细胞术免疫表型分析	CD45RA– 静脉血	数值	映射
7.37	流式细胞术免疫表型分析	CD45RO– 静脉血	数值	映射
7.38	流式细胞术免疫表型分析	Perforin – 静脉血	数值	映射
7.39	流式细胞术免疫表型分析	GranzymeB – 静脉血	数值	映射
7.40	流式细胞术免疫表型分析	TCRg/d– 静脉血	数值	映射

序号	子模块	数据元名称	值域／数据类型	数据加工类型
7.41	流式细胞术免疫表型分析	TCRg/d– 骨髓	数值	映射
7.42	流式细胞术免疫表型分析	TCRa/b– 静脉血	数值	映射
7.43	流式细胞术免疫表型分析	CD55– 静脉血	数值	映射
7.44	流式细胞术免疫表型分析	CD55– 骨髓	数值	映射
7.45	流式细胞术免疫表型分析	CD57– 骨髓	数值	映射
7.46	流式细胞术免疫表型分析	CD59– 静脉血	数值	映射
7.47	流式细胞术免疫表型分析	CD59– 骨髓	数值	映射
7.48	流式细胞术免疫表型分析	Flare– 静脉血	数值	映射
7.49	流式细胞术免疫表型分析	Flare– 骨髓	数值	映射
7.50	流式细胞术免疫表型分析	免疫分型（CD 系列）–MDS/MPN 结论 – 骨髓	文本	映射
7.51	流式细胞术免疫表型分析	免疫分型（CD 系列）–MDS/MPN 结论 – 静脉血	文本	映射
7.52	流式细胞术免疫表型分析	PNH 克隆检测结论	文本	映射
7.53	流式细胞术免疫表型分析	免疫分型 –LGL 检测结论	文本	映射
7.54	流式细胞术免疫表型分析	TCRV-β 检测结论	文本	映射
7.55	流式细胞术免疫表型分析	初始 CD4+T 细胞占 T 淋巴细胞的比值 – 静脉血	数值	映射

续表

序号	子模块	数据元名称	值域/数据类型	数据加工类型
7.56	流式细胞术免疫表型分析	中央记忆 CD4+T 细胞占 T 淋巴细胞的比值－静脉血	数值	映射
7.57	流式细胞术免疫表型分析	效应 CD4+T 细胞占 T 淋巴细胞的比值－静脉血	数值	映射
7.58	流式细胞术免疫表型分析	效应记忆 CD4+T 细胞占 T 淋巴细胞的比值－静脉血	数值	映射
7.59	流式细胞术免疫表型分析	活化 CD4+T 细胞占 T 淋巴细胞的比值－静脉血	数值	映射
7.60	流式细胞术免疫表型分析	初始 CD8+T 细胞占 T 淋巴细胞的比值－静脉血	数值	映射
7.61	流式细胞术免疫表型分析	中央记忆 CD8+T 细胞占 T 淋巴细胞的比值－静脉血	数值	映射
7.62	流式细胞术免疫表型分析	效应 CD8+T 细胞占 T 淋巴细胞的比值－静脉血	数值	映射
7.63	流式细胞术免疫表型分析	效应记忆 CD8+T 细胞占 T 淋巴细胞的比值－静脉血	数值	映射
7.64	流式细胞术免疫表型分析	活化 CD8+T 细胞占 T 淋巴细胞的比值－静脉血	数值	映射
7.65	流式细胞术免疫表型分析	调节 T 细胞占 T 淋巴细胞的比值－静脉血	数值	映射
7.66	流式细胞术免疫表型分析	记忆调节 T 细胞占 T 淋巴细胞的比值－静脉血	数值	映射
7.67	流式细胞术免疫表型分析	初始调节 T 细胞占 T 淋巴细胞的比值－静脉血	数值	映射
7.68	流式细胞术免疫表型分析	活化调节 T 细胞占 T 淋巴细胞的比值－静脉血	数值	映射

续表

序号	子模块	数据元名称	值域／数据类型	数据加工类型
7.69	流式细胞术免疫表型分析	TH1（CD3+CD4+CD183+CD196-）－静脉血	数值	映射
7.70	流式细胞术免疫表型分析	TH2（CD3+CD4+CD183-CD196-）－静脉血	数值	映射
7.71	流式细胞术免疫表型分析	TH1/TH2－静脉血	数值	映射
7.72	流式细胞术免疫表型分析	淋巴细胞占有核细胞的百分比－静脉血	数值	映射
7.73	流式细胞术免疫表型分析	CD34+造血干细胞百分比－静脉血	数值	映射
7.74	流式细胞术免疫表型分析	总T细胞（CD3+）－静脉血	数值	映射
7.75	流式细胞术免疫表型分析	辅助/诱导T细胞（CD3+CD4+）计数－静脉血	数值	映射
7.76	流式细胞术免疫表型分析	抑制/细胞毒T细胞（CD3+CD8+）计数－静脉血	数值	映射
7.77	流式细胞术免疫表型分析	NK细胞（CD3-CD56+/CD16+）－静脉血	数值	映射
7.78	流式细胞术免疫表型分析	总B细胞（CD19+）计数－静脉血	数值	映射
7.79	流式细胞术免疫表型分析	CD3+CD57+T细胞占淋巴细胞的比值－静脉血	数值	映射
7.80	流式细胞术免疫表型分析	CD3+CD57+T细胞占淋巴细胞的比值－骨髓	数值	映射

8. 细胞遗传学、分子生物学和细胞生物学检查

模块名称	参考标准
8. 细胞遗传学、分子生物学和细胞生物学检查	NCCN Clinical Practice Guidelines in Oncology： Myelodysplastic syndromes（Version 2.2017）[6] Myelodysplastic syndromes： ESMO Clinical Practice Guidelines for diagnosis，treatment and follow-up[7] 骨髓增生异常综合征中国诊断与治疗指南（2019 年版）[8]

序号	子模块	数据元名称	值域 / 数据类型	数据加工类型
8.1	既往染色体核型	检查日期	YYYY-MM-DD	结构化
8.2	既往染色体核型	标本类型	骨髓，外周血	结构化 + 归一
8.3	既往染色体核型	染色体核型是否正常	是，否，未知	结构化
8.4	既往染色体核型	染色体核型结果	文本	结构化 + 归一
8.5	既往基因检测	检查日期	YYYY-MM-DD	结构化
8.6	既往基因检测	基因名称	TET2，DNMT3A，ASXL1，EZH2，SF3B1，SRSF2，U2AF1，ZRSR2，RUNX1，TP53，STAG2，NRAS，CBL，NF1，JAK2，CALR，MPL，ETV6，GATA2，DDX41，IDH1，IDH2，SETP1，PHF6，BCOR，FLT3，WT1，NPM1，STAT3，PPM1D 等	结构化 + 归一

序号	子模块	数据元名称	值域／数据类型	数据加工类型
8.7	既往基因检测	标本类型	骨髓，外周血	结构化＋归一
8.8	既往基因检测	是否基因突变	是，否，未知	结构化
8.9	既往基因检测	突变类型	缺失，突变等	结构化＋归一
8.10	既往基因检测	检测方式	FISH，PCR法，测序法等	结构化＋归一
8.11	既往基因检测	是否阳性	是，否，未知	结构化
8.12	染色体核型分析	检查日期	YYYY-MM-DD	映射
8.13	染色体核型分析	标本类型	骨髓，外周血	映射
8.14	染色体核型分析	检验套餐名称	文本	映射
8.15	染色体核型分析	核型结果	文本	映射
8.16	染色体核型分析	结论	文本	映射
8.17	染色体核型分析	是否染色体核型异常	是，否，未知	结构化
8.18	染色体核型分析	异常核型	文本	结构化＋归一
8.19	基因检测（测序法）	检查日期	YYYY-MM-DD	映射
8.20	基因检测（测序法）	标本类型	骨髓，外周血	映射
8.21	基因检测（测序法）	突变类型	缺失，突变等	映射
8.22	基因检测（测序法）	突变负荷	数值	映射

序号	子模块	数据元名称	值域／数据类型	数据加工类型
8.23	基因检测（测序法）	突变基因	文本	映射
8.24	基因检测（测序法）	转录本 ID	文本	映射
8.25	基因检测（测序法）	突变位置	文本	映射
8.26	基因检测（测序法）	核苷酸改变	文本	映射
8.27	基因检测（测序法）	氨基酸改变	文本	映射
8.28	基因检测（测序法）	DBSNP	文本	映射
8.29	基因检测（测序法）	结果分析	文本	映射
8.30	融合基因	检查日期	YYYY-MM-DD	映射
8.31	融合基因	检验套餐名称	文本	映射
8.32	融合基因	检验项目名称	文本	映射
8.33	融合基因	定性结果	文本	映射
8.34	融合基因	定量结果	数值	映射
8.35	融合基因	定量结果单位	文本	映射
8.36	染色体 FISH 分析	检查日期	YYYY-MM-DD	映射
8.37	染色体 FISH 分析	标本类型	骨髓，外周血	映射
8.38	染色体 FISH 分析	检验套餐名称	文本	映射

序号	子模块	数据元名称	值域／数据类型	数据加工类型
8.39	染色体 FISH 分析	检测结果	文本	映射
8.40	染色体 FISH 分析	结论	文本	映射
8.41	染色体 FISH 分析	是否基因异常	是，否	结构化
8.42	染色体 FISH 分析	阳性基因	基因名称归一值	结构化＋归一
8.43	染色体 FISH 分析	阳性百分率（%）	数值	结构化
8.44	造血祖细胞培养	检查日期	YYYY-MM-DD	映射
8.45	造血祖细胞培养	标本类型	骨髓，外周血	映射
8.46	造血祖细胞培养	BFU-E	文本	映射
8.47	造血祖细胞培养	CFU-E	文本	映射
8.48	造血祖细胞培养	CFU-GM	文本	映射
8.49	造血祖细胞培养	CFU-Mix	文本	映射

9. 其他实验室检验

模块名称	参考标准
9.其他实验室检验	NCCN Clinical Practice Guidelines in Oncology：Myelodysplastic syndromes（Version 2.2017）[6] Myelodysplastic syndromes：ESMO Clinical Practice Guidelines for diagnosis，treatment and follow-up[7] 骨髓增生异常综合征中国诊断与治疗指南（2019 年版）[8] 国家卫生行业标准 WS 445.10—2014 电子病历检验检查记录[4] 观测指标标识符逻辑命名与编码系统 LOINC[10]

序号	数据元名称	值域／数据类型	数据加工类型
9.1	检验日期	YYYY-MM-DD	映射
9.2	检验项目名称	文本	映射
9.3	检验定性结果	文本	映射
9.4	检验定量结果	数值	映射
9.5	检验定量结果单位	文本	映射
9.6	检验结论	文本	映射

检验项目	标本类型	检验细项
血常规	静脉血	白细胞计数（WBC#）
血常规	静脉血	红细胞计数（RBC#）
血常规	静脉血	平均红细胞体积（MCV）
血常规	静脉血	平均红细胞血红蛋白浓度（MCHC）
血常规	静脉血	平均红细胞血红蛋白含量（MCH）
血常规	静脉血	红细胞体积分布宽度 CV（RDW–CV）
血常规	静脉血	红细胞体积分布宽度 SD（RDW–SD）
血常规	静脉血	有核红细胞数（NRBC#）
血常规	静脉血	淋巴细胞百分比（Lymph%）
血常规	静脉血	淋巴细胞计数（Lymph#）
血常规	静脉血	单核细胞百分比（Mono%）
血常规	静脉血	单核细胞计数（Mono#）
血常规	静脉血	中性粒细胞百分比（Neut%）
血常规	静脉血	中性粒细胞计数（Neut#）
血常规	静脉血	红细胞比容（Hct）
血常规	静脉血	嗜酸性粒细胞百分比（Eos%）
血常规	静脉血	嗜碱性粒细胞百分比（Baso%）

检验项目	标本类型	检验细项
血常规	静脉血	嗜酸性粒细胞计数（Eos#）
血常规	静脉血	嗜碱性粒细胞计数（Baso#）
血常规	静脉血	血红蛋白（Hb）
血常规	静脉血	血小板计数（PLT#）
血常规	静脉血	平均血小板体积（MPV）
血常规	静脉血	血小板分布宽度（PDW）
血常规	静脉血	血小板比容
血常规	静脉血	大血小板百分比（P-LCR%）
网织红细胞	静脉血	网织红细胞百分比（RET%）
网织红细胞	静脉血	网织红细胞绝对值（RET#）
网织红细胞	静脉血	网织红细胞血红蛋白含量（CHr）
网织红细胞	静脉血	未成熟网织红细胞比率（IRF）
网织红细胞	静脉血	低荧光强度网织红细胞百分比（LFR%）
网织红细胞	静脉血	中荧光强度网织红细胞百分比（MFR%）
网织红细胞	静脉血	高荧光强度网织红细胞百分比（HFR%）
便常规	粪便	外观

续表

检验项目	标本类型	检验细项
便常规	粪便	颜色
便常规	粪便	隐血（OB）
便常规	粪便	白细胞（镜检）
便常规	粪便	红细胞（镜检）
便常规	粪便	巨噬细胞
尿常规	尿液	总蛋白（TP）
尿常规	尿液	酸碱度（pH）
尿常规	尿液	比重（SG）
尿常规	尿液	葡萄糖（Glu）
尿常规	尿液	白细胞计数（WBC#）
尿常规	尿液	隐血（OB）
尿常规	尿液	亚硝酸盐（NIT）
尿常规	尿液	尿胆原（URO）
尿常规	尿液	胆红素（BIL）
尿常规	尿液	酮体（KET）
尿常规	尿液	红细胞计数（RBC#）

检验项目	标本类型	检验细项
尿常规	尿液	上皮细胞计数（EC#）
生化检查	静脉血	丙氨酸氨基转移酶（ALT）
生化检查	静脉血	天门冬氨酸氨基转移酶（AST）
生化检查	静脉血	γ-谷氨酰基转移酶（GGT）
生化检查	静脉血	直接胆红素（DBIL）
生化检查	静脉血	间接胆红素（IBIL）
生化检查	静脉血	白蛋白（ALB）
生化检查	静脉血	球蛋白（GLO）
生化检查	静脉血	总蛋白（TP）
生化检查	静脉血	白蛋白/球蛋白比值（ALB/GLO）
生化检查	静脉血	前白蛋白（PA）
生化检查	静脉血	总胆汁酸（TBA）
生化检查	静脉血	肌酐（Crea）
生化检查	静脉血	尿素（Urea）
生化检查	静脉血	尿素氮（BUN）
生化检查	静脉血	尿酸（UA）

检验项目	标本类型	检验细项
生化检查	静脉血	总胆固醇（TC）
生化检查	静脉血	甘油三酯（TG）
生化检查	静脉血	高密度脂蛋白胆固醇（HDL-C）
生化检查	静脉血	低密度脂蛋白胆固醇（LDL-C）
生化检查	静脉血	脂蛋白 a（LPa）
生化检查	静脉血	载脂蛋白 AI（apoAI）
生化检查	静脉血	载脂蛋白 B（apoB）
生化检查	静脉血	钾离子（K^+）
生化检查	静脉血	钠离子（Na^+）
生化检查	静脉血	氯离子（Cl^-）
生化检查	静脉血	总钙（Ca）
生化检查	静脉血	磷（P）
生化检查	静脉血	镁离子（Mg^{2+}）
生化检查	静脉血	葡萄糖（Glu）
生化检查	静脉血	乳酸脱氢酶（LDH）
生化检查	静脉血	碱性磷酸酶（ALP）

续表

检验项目	标本类型	检验细项
生化检查	静脉血	腺苷脱氨酶（ADA）
生化检查	静脉血	胆碱酯酶（ChE）
生化检查	静脉血	N 端脑钠肽前体（NT-ProBNP）
生化检查	静脉血	脑钠肽（BNP）
生化检查	静脉血	肌红蛋白（Mb）
生化检查	静脉血	心肌肌钙蛋白 I（cTnI）
生化检查	静脉血	同型半胱氨酸（HCY）
生化检查	静脉血	肌酸激酶（CK）
生化检查	静脉血	肌酸激酶同工酶 MB（CK-MB）
溶血检查	静脉血	血浆结合珠蛋白
溶血检查	静脉血	血浆游离血红蛋白
溶血检查	静脉血	酸溶血试验（Ham's）
溶血检查	静脉血	冷凝激素试验 - 效价
溶血检查	静脉血	冷凝激素试验 - 积分
溶血检查	静脉血	库姆分型试验抗 IgG 血清 - 效价
溶血检查	静脉血	库姆分型试验抗 IgG 血清 - 积分

续表

检验项目	标本类型	检验细项
溶血检查	静脉血	库姆分型试验抗 C3 血清 – 效价
溶血检查	静脉血	库姆分型试验抗 C3 血清 – 积分
溶血检查	静脉血	库姆分型试验抗 IgM 血清 – 效价
溶血检查	静脉血	库姆分型试验抗 IgM 血清 – 积分
溶血检查	静脉血	库姆分型试验抗 IgA 血清 – 效价
溶血检查	静脉血	库姆分型试验抗 IgA 血清 – 积分
甲状腺功能检查	静脉血	促甲状腺激素（TSH）
甲状腺功能检查	静脉血	游离甲状腺素（FT4）
甲状腺功能检查	静脉血	游离三碘甲状腺原氨酸（FT3）
甲状腺功能检查	静脉血	总三碘甲状腺原氨酸（TT3）
甲状腺功能检查	静脉血	总甲状腺素（TT4）
甲状腺功能检查	静脉血	抗甲状腺微粒体抗体（TMAb）
甲状腺功能检查	静脉血	抗甲状腺球蛋白抗体（TGAb）
甲状腺功能检查	静脉血	甲状腺过氧化物酶抗体（TPO-Ab）
甲状腺功能检查	静脉血	甲状腺球蛋白（TG）
肿瘤标记物检查	静脉血	甲胎蛋白（AFP）

检验项目	标本类型	检验细项
肿瘤标记物检查	静脉血	癌胚抗原（CEA）
肿瘤标记物检查	静脉血	糖类抗原 CA199
肿瘤标记物检查	静脉血	糖类抗原 CA125
肿瘤标记物检查	静脉血	糖类抗原 CA153
肿瘤标记物检查	静脉血	糖类抗原 CA50
肿瘤标记物检查	静脉血	总前列腺特异性抗原（TPSA）
肿瘤标记物检查	静脉血	细胞角蛋白 19 片段（CYFRA21-1）
肿瘤标记物检查	静脉血	$\beta 2$ 微球蛋白（$\beta 2$-MG）
细胞因子检查	静脉血	白细胞介素 -1（IL-1）
细胞因子检查	静脉血	白细胞介素 -1β（IL-1β）
细胞因子检查	静脉血	白细胞介素 -2（IL-2）
细胞因子检查	静脉血	白细胞介素 -4（IL-4）
细胞因子检查	静脉血	白细胞介素 -5（IL-5）
细胞因子检查	静脉血	白细胞介素 -6（IL-6）
细胞因子检查	静脉血	白细胞介素 -8（IL-8）
细胞因子检查	静脉血	白细胞介素 -10（IL-10）

续表

检验项目	标本类型	检验细项
细胞因子检查	静脉血	白细胞介素 -17（IL-17）
细胞因子检查	静脉血	白细胞介素 -12P70（IL-12P70）
细胞因子检查	静脉血	肿瘤坏死因子 α（TNF-α）
细胞因子检查	静脉血	干扰素 -α（IFN-α）
细胞因子检查	静脉血	干扰素 -γ（IFN-γ）
细胞因子检查	静脉血	促红细胞生成素（sEPO）
细胞因子检查	静脉血	促血小板生成素（sTPO）
病毒相关检查	静脉血	单纯疱疹病毒 II 型抗体 IgM（HSV II -IgM）
病毒相关检查	静脉血	单纯疱疹病毒 I 型抗体 IgM（HSV I -IgM）
病毒相关检查	静脉血	单纯疱疹病毒 II 型抗体 IgG（HSV II -IgG）
病毒相关检查	静脉血	单纯疱疹病毒 I 型抗体 IgG（HSV I -IgG）
病毒相关检查	静脉血	巨细胞病毒抗体 IgM（CMV-IgM）
病毒相关检查	静脉血	巨细胞病毒抗体 IgG（CMV-IgG）
病毒相关检查	静脉血	人类微小病毒 B19 抗体 IgM（HPV B19- IgM）
病毒相关检查	静脉血	乙型肝炎病毒核心抗体（HBV-cAb）
病毒相关检查	静脉血	乙型肝炎病毒 e 抗原（HBV-eAg）

检验项目	标本类型	检验细项
病毒相关检查	静脉血	乙型肝炎病毒 e 抗体（HBV-eAb）
病毒相关检查	静脉血	乙型肝炎病毒表面抗体（HBV-sAb）
病毒相关检查	静脉血	乙型肝炎病毒表面抗原（HBV-sAg）
病毒相关检查	静脉血	丙型肝炎病毒抗体（HCV-Ab）
病毒相关检查	静脉血	人 T 细胞白血病病毒抗体（HTLV-Ab）
病毒相关检查	静脉血	人类免疫缺陷病毒抗体（HIV-Ab）
凝血检查	静脉血	凝血酶时间（TT）
凝血检查	静脉血	凝血酶原时间（PT）
凝血检查	静脉血	活化部分凝血活酶时间（APTT）
凝血检查	静脉血	凝血酶原国际标准化比值（PT-INR）
凝血检查	静脉血	抗凝血酶Ⅲ活性（AT Ⅲ：A）
凝血检查	静脉血	纤维蛋白原（Fbg）
凝血检查	静脉血	D- 二聚体（D-Dimer）
凝血检查	静脉血	纤维蛋白原降解产物（FDP）
铁代谢检测	静脉血	铁（Fe）
铁代谢检测	静脉血	转铁蛋白（TRF）

续表

检验项目	标本类型	检验细项
铁代谢检测	静脉血	可溶性转铁蛋白受体（sTfR）
铁代谢检测	静脉血	未饱和铁结合力（UIBC）
铁代谢检测	静脉血	总铁结合力（TIBC）
铁代谢检测	静脉血	转铁蛋白饱和度（TS）
铁代谢检测	静脉血	铁蛋白（Ferr）
叶酸检测	静脉血	叶酸
维生素 B_{12} 检测	静脉血	维生素 B_{12}
免疫球蛋白检查	静脉血	免疫球蛋白 G（IgG）
免疫球蛋白检查	静脉血	免疫球蛋白 M（IgM）
免疫球蛋白检查	静脉血	免疫球蛋白 A（IgA）
免疫球蛋白检查	静脉血	免疫球蛋白 E（IgE）
免疫球蛋白检查	静脉血	免疫球蛋白 D（IgD）
红细胞沉降率测定	静脉血	红细胞沉降率（ESR）
C 反应蛋白检测	静脉血	C- 反应蛋白（CRP）
细胞组化染色	骨髓	过氧化物酶染色（MPO）+
细胞组化染色	骨髓	过氧化物酶染色（MPO）++

检验项目	标本类型	检验细项
细胞组化染色	骨髓	过氧化物酶染色（MPO）+++
细胞组化染色	骨髓	过氧化物酶染色（MPO）++++
细胞组化染色	骨髓	苏丹黑 B 染色（SB）+
细胞组化染色	骨髓	苏丹黑 B 染色（SB）++
细胞组化染色	骨髓	苏丹黑 B 染色（SB）+++
细胞组化染色	骨髓	苏丹黑 B 染色（SB）++++
细胞组化染色	骨髓	有核红 PAS 染色阳性率
细胞组化染色	骨髓	有核红 PAS 染色阳性指数
细胞组化染色	骨髓	幼稚细胞 PAS 染色阳性指数
细胞组化染色	骨髓	幼稚细胞 PAS 染色 +
细胞组化染色	骨髓	幼稚细胞 PAS 染色 ++
细胞组化染色	骨髓	幼稚细胞 PAS 染色 +++
细胞组化染色	骨髓	幼稚细胞 PAS 染色 ++++
细胞组化染色	骨髓	幼稚细胞 PAS 染色阳性率
细胞组化染色	骨髓	中性粒细胞碱性磷酸酶染色（N-ALP）阳性率
细胞组化染色	骨髓	中性粒细胞碱性磷酸酶染色（N-ALP）阳性指数

续表

检验项目	标本类型	检验细项
细胞组化染色	骨髓	非特异性酯酶 + 氟化钠抑制阳性率
细胞组化染色	骨髓	非特异性酯酶 + 氟化钠抑制 ++
细胞组化染色	骨髓	非特异性酯酶 + 氟化钠抑制 +++
细胞组化染色	骨髓	非特异性酯酶染色（NSE）阳性率
细胞组化染色	骨髓	非特异性酯酶染色（NSE）阳性指数
细胞组化染色	骨髓	非特异性酯酶染色（NSE）+
细胞组化染色	骨髓	非特异性酯酶染色（NSE）++
细胞组化染色	骨髓	过氧化物酶染色（MPO）阳性率
细胞组化染色	骨髓	过氧化物酶染色（MPO）阳性指数
细胞组化染色	骨髓	特异性酯酶染色（AS-DCE）阳性率
细胞组化染色	骨髓	特异性酯酶染色（AS-DCE）阳性指数
细胞组化染色	骨髓	特异性酯酶染色（AS-DCE）+
细胞组化染色	骨髓	特异性酯酶染色（AS-DCE）++
细胞组化染色	骨髓	特异性酯酶染色（AS-DCE）+++
细胞组化染色	骨髓	α-丁酸萘酚酯酶染色（NBE）阳性率
细胞组化染色	骨髓	特异性酯酶染色（AS-DCE）++++
细胞组化染色	骨髓	铁染色 - 细胞外铁

检验项目	标本类型	检验细项
细胞组化染色	骨髓	铁染色－铁粒幼红细胞阳性率
细胞组化染色	骨髓	环状铁粒幼红细胞阳性率
细胞组化染色	骨髓	非特异性酯酶染色（NSE）+++
细胞组化染色	骨髓	非特异性酯酶＋氟化钠抑制 ++++
细胞组化染色	骨髓	非特异性酯酶＋氟化钠抑制 +
细胞组化染色	骨髓	非特异性酯酶染色（NSE）++++
细胞组化染色	骨髓	非特异性酯酶＋氟化钠抑制阳性指数
免疫组织化学染色（CD41）	骨髓	正常巨核细胞
免疫组织化学染色（CD41）	骨髓	双核巨核细胞
免疫组织化学染色（CD41）	骨髓	多核巨核细胞
免疫组织化学染色（CD41）	骨髓	大单元核小巨核细胞
免疫组织化学染色（CD41）	骨髓	单元核小巨核细胞
免疫组织化学染色（CD41）	骨髓	双元核小巨核细胞
免疫组织化学染色（CD41）	骨髓	多元核小巨核细胞
免疫组织化学染色（CD41）	骨髓	淋巴样小巨核细胞
免疫组织化学染色（CD41）	骨髓	全片巨核

10. 物理检查

模块名称	参考标准
10. 物理检查	NCCN Clinical Practice Guidelines in Oncology：Myelodysplastic syndromes（Version 2.2017）[6] Myelodysplastic syndromes：ESMO Clinical Practice Guidelines for diagnosis，treatment and follow-up[7] 骨髓增生异常综合征中国诊断与治疗指南（2019 年版）[8] 国家卫生行业标准 WS445.10—2014 电子病历检验检查记录[4]

序号	子模块	数据元名称	值域／数据类型	数据加工类型
10.1	X 线检查	检查日期	YYYY-MM-DD	映射
10.2	X 线检查	检查名称	文本	映射
10.3	X 线检查	检查部位	文本	映射
10.4	X 线检查	检查所见	文本	映射
10.5	X 线检查	检查结论	文本	映射
10.6	超声检查	检查日期	YYYY-MM-DD	映射
10.7	超声检查	检查名称	文本	映射
10.8	超声检查	检查部位	文本	映射

序号	子模块	数据元名称	值域／数据类型	数据加工类型
10.9	超声检查	检查所见	文本	映射
10.10	超声检查	检查结论	文本	映射
10.11	消化系统超声检查	是否肝肿大	是，否	结构化＋归一
10.12	消化系统超声检查	是否脾肿大	是，否	结构化＋归一
10.13	消化系统超声检查	肝上界	数值	结构化＋归一
10.14	消化系统超声检查	肝肋下距离	数值	结构化＋归一
10.15	消化系统超声检查	肝右叶最大斜径	数值	结构化＋归一
10.16	消化系统超声检查	脾脏长度	数值	结构化＋归一
10.17	消化系统超声检查	脾脏厚径	数值	结构化＋归一
10.18	消化系统超声检查	脾脏面积指数	数值	结构化＋归一
10.19	CT 检查	检查日期	YYYY–MM–DD	映射
10.20	CT 检查	检查部位	文本	映射
10.21	CT 检查	检查所见	文本	映射
10.22	CT 检查	检查结论	文本	映射
10.23	CT 检查	是否有感染	是，否	结构化＋归一
10.24	CT 检查	感染部位	文本	结构化＋归一

序号	子模块	数据元名称	值域／数据类型	数据加工类型
10.25	CT 检查	是否肝脏肿大	是，否	结构化+归一
10.26	CT 检查	是否脾脏肿大	是，否	结构化+归一
10.27	MRI 检查	检查日期	YYYY-MM-DD	映射
10.28	MRI 检查	检查部位	文本	映射
10.29	MRI 检查	检查所见	文本	映射
10.30	MRI 检查	检查结论	文本	映射
10.31	MRI 检查	是否有感染	是，否	结构化+归一
10.32	MRI 检查	感染部位	文本	结构化+归一
10.33	MRI 检查	是否存在铁沉积	是，否	结构化+归一
10.34	MRI 检查	心脏 T2 STAR	数值	映射
10.35	MRI 检查	肝脏 T2 STAR	数值	映射
10.36	MRI 检查	胰腺 T2 WI	数值	映射
10.37	MRI 检查	肾脏 T2 WI	数值	映射
10.38	PET-CT 检查	检查日期	YYYY-MM-DD	映射
10.39	PET-CT 检查	检查名称	文本	映射
10.40	PET-CT 检查	检查部位	文本	映射

序号	子模块	数据元名称	值域／数据类型	数据加工类型
10.41	PET-CT 检查	检查所见	文本	映射
10.42	PET-CT 检查	检查结论	文本	映射
10.43	心电图检查	检查日期	YYYY-MM-DD	映射
10.44	心电图检查	QTC	数值	映射
10.45	心电图检查	检查名称	文本	映射
10.46	心电图检查	检查所见	文本	映射
10.47	心电图检查	检查结论	文本	映射
10.48	超声心动图	检查日期	YYYY-MM-DD	映射
10.49	超声心动图	检查名称	文本	映射
10.50	超声心动图	左室射血分数	数值	映射
10.51	超声心动图	检查所见	文本	映射
10.52	超声心动图	检查结论	文本	映射
10.53	其他检查	检查日期	YYYY-MM-DD	映射
10.54	其他检查	检查名称	文本	映射
10.55	其他检查	检查部位	文本	映射
10.56	其他检查	检查所见	文本	映射
10.57	其他检查	检查结论	文本	映射

11. 治疗及疗效评估

模块名称	参考标准
11. 治疗及疗效评估	NCCN Clinical Practice Guidelines in Oncology：Myelodysplastic syndromes（Version 2.207）[6] Myelodysplastic syndromes：ESMO Clinical Practice Guidelines for diagnosis，treatment and follow-up[7] 骨髓增生异常综合征中国诊断与治疗指南（2019年版）[8] ATC分类[11] 国家卫生行业标准 WS445.10—2014 电子病历住院医嘱[12]

序号	子模块	数据元名称	值域／数据类型	数据加工类型
11.1	细胞因子药物医嘱	开始时间	YYYY-MM-DD	映射
11.2	细胞因子药物医嘱	结束时间	YYYY-MM-DD	映射
11.3	细胞因子药物医嘱	药物商品名	文本	映射
11.4	细胞因子药物医嘱	药物通用名	文本	映射
11.5	细胞因子药物医嘱	药物单次剂量	数值	映射
11.6	细胞因子药物医嘱	药物剂量单位	文本	映射
11.7	细胞因子药物医嘱	给药途径	口服，肌肉注射，静脉注射，静脉滴注，皮下注射，鞘内注射等	映射

序号	子模块	数据元名称	值域／数据类型	数据加工类型
11.8	细胞因子药物医嘱	用药频次	qd, bid, tid, qnh, qn 等	映射
11.9	细胞因子药物医嘱	ATC 分类 II 级（治疗学）	ATC 代码	映射
11.10	细胞因子药物医嘱	ATC 分类 III 级（药理学）	ATC 代码	映射
11.11	细胞因子药物医嘱	ATC 分类 IV 级（化学）	ATC 代码	映射
11.12	细胞因子治疗效果	不良反应	文本	结构化 + 归一
11.13	细胞因子治疗效果	治疗疗效	CR, PR, HI, mCR, SD, PD	结构化
11.14	细胞因子治疗效果	治疗目的	诱导缓解，巩固和强化治疗，维持治疗，挽救治疗	结构化
11.15	细胞因子治疗效果	治疗方案	文本	结构化 + 归一
11.16	去铁药医嘱	开始时间	YYYY–MM–DD	映射
11.17	去铁药医嘱	结束时间	YYYY–MM–DD	映射
11.18	去铁药医嘱	药物商品名	文本	映射
11.19	去铁药医嘱	药物通用名	文本	映射
11.20	去铁药医嘱	药物单次剂量	数值	映射
11.21	去铁药医嘱	药物剂量单位	文本	映射
11.22	去铁药医嘱	给药途径	口服，肌肉注射，静脉注射，静脉滴注，皮下注射，鞘内注射等	映射

续表

序号	子模块	数据元名称	值域 / 数据类型	数据加工类型
11.23	去铁药医嘱	用药频次	qd, bid, tid, qnh, qn 等	映射
11.24	去铁药医嘱	ATC 分类Ⅱ级（治疗学）	ATC 代码	映射
11.25	去铁药医嘱	ATC 分类Ⅲ级（药理学）	ATC 代码	映射
11.26	去铁药医嘱	ATC 分类Ⅳ级（化学）	ATC 代码	映射
11.27	去铁药医嘱	不良反应	文本	结构化 + 归一
11.28	去铁药医嘱	治疗疗效	CR, PR, HI, mCR, SD, PD	结构化
11.29	去铁药医嘱	治疗目的	诱导缓解，巩固和强化治疗，维持治疗，挽救治疗	结构化
11.30	去铁药医嘱	治疗方案	文本	结构化 + 归一
11.31	免疫抑制剂医嘱	开始时间	YYYY-MM-DD	映射
11.32	免疫抑制剂医嘱	结束时间	YYYY-MM-DD	映射
11.33	免疫抑制剂医嘱	药物商品名	文本	映射
11.34	免疫抑制剂医嘱	药物通用名	文本	映射
11.35	免疫抑制剂医嘱	药物单次剂量	数值	映射
11.36	免疫抑制剂医嘱	药物剂量单位	文本	映射
11.37	免疫抑制剂医嘱	给药途径	口服，肌肉注射，静脉注射，静脉滴注，皮下注射，鞘内注射等	映射

序号	子模块	数据元名称	值域/数据类型	数据加工类型
11.38	免疫抑制剂医嘱	用药频次	qd, bid, tid, qnh, qn 等	映射
11.39	免疫抑制剂医嘱	ATC 分类 Ⅱ 级（治疗学）	ATC 代码	映射
11.40	免疫抑制剂医嘱	ATC 分类 Ⅲ 级（药理学）	ATC 代码	映射
11.41	免疫抑制剂医嘱	ATC 分类 Ⅳ 级（化学）	ATC 代码	映射
11.42	免疫抑制剂效果	不良反应	文本	结构化 + 归一
11.43	免疫抑制剂效果	治疗疗效	CR, PR, HI, mCR, SD, PD	结构化
11.44	免疫抑制剂效果	治疗目的	诱导缓解，巩固和强化治疗，维持治疗，挽救治疗	结构化
11.45	免疫抑制剂效果	治疗方案	文本	结构化 + 归一
11.46	免疫调节剂医嘱	开始时间	YYYY-MM-DD	映射
11.47	免疫调节剂医嘱	结束时间	YYYY-MM-DD	映射
11.48	免疫调节剂医嘱	药物商品名	文本	映射
11.49	免疫调节剂医嘱	药物通用名	文本	映射
11.50	免疫调节剂医嘱	药物单次剂量	数值	映射
11.51	免疫调节剂医嘱	药物剂量单位	文本	映射
11.52	免疫调节剂医嘱	给药途径	口服，肌肉注射，静脉注射，静脉滴注，皮下注射，鞘内注射等	映射

序号	子模块	数据元名称	值域 / 数据类型	数据加工类型
11.53	免疫调节剂医嘱	用药频次	qd，bid，tid，qnh，qn 等	映射
11.54	免疫调节剂医嘱	ATC 分类Ⅱ级（治疗学）	ATC 代码	映射
11.55	免疫调节剂医嘱	ATC 分类Ⅲ级（药理学）	ATC 代码	映射
11.56	免疫调节剂医嘱	ATC 分类Ⅳ级（化学）	ATC 代码	映射
11.57	免疫调节剂效果	不良反应	文本	结构化 + 归一
11.58	免疫调节剂效果	治疗疗效	CR，PR，HI，mCR，SD，PD	结构化
11.59	免疫调节剂效果	治疗目的	诱导缓解，巩固和强化治疗，维持治疗，挽救治疗	结构化
11.60	免疫调节剂效果	治疗方案	文本	结构化 + 归一
11.61	雄激素医嘱	开始时间	YYYY-MM-DD	映射
11.62	雄激素医嘱	结束时间	YYYY-MM-DD	映射
11.63	雄激素医嘱	药物商品名	文本	映射
11.64	雄激素医嘱	药物通用名	文本	映射
11.65	雄激素医嘱	药物单次剂量	数值	映射
11.66	雄激素医嘱	药物剂量单位	文本	映射
11.67	雄激素医嘱	给药途径	口服，肌肉注射，静脉注射，静脉滴注，皮下注射，鞘内注射等	映射

序号	子模块	数据元名称	值域／数据类型	数据加工类型
11.68	雄激素医嘱	用药频次	qd，bid，tid，qnh，qn 等	映射
11.69	雄激素医嘱	ATC 分类 II 级（治疗学）	ATC 代码	映射
11.70	雄激素医嘱	ATC 分类 III 级（药理学）	ATC 代码	映射
11.71	雄激素医嘱	ATC 分类 IV 级（化学）	ATC 代码	映射
11.72	雄激素效果	不良反应	文本	结构化＋归一
11.73	雄激素效果	治疗疗效	CR，PR，HI，mCR，SD，PD	结构化
11.74	雄激素效果	治疗目的	诱导缓解，巩固和强化治疗，维持治疗，挽救治疗	结构化
11.75	雄激素效果	治疗方案	文本	结构化＋归一
11.76	中药医嘱	开始时间	YYYY–MM–DD	映射
11.77	中药医嘱	结束时间	YYYY–MM–DD	映射
11.78	中药医嘱	药物名称	文本	映射
11.79	中药医嘱	药物单次剂量	数值	映射
11.80	中药医嘱	药物剂量单位	文本	映射
11.81	中药医嘱	用药频次	qd，bid，tid，qnh，qn 等	映射
11.82	中药效果	不良反应	文本	结构化＋归一
11.83	中药效果	治疗疗效	CR，PR，HI，mCR，SD，PD	结构化

12. 不良事件

模块名称	参考标准
12. 不良事件	CTCAE 5.0[13]

序号	子模块	数据元名称	值域 / 数据类型	数据加工类型
12.1	不良事件	不良事件名称	文本	逻辑计算
12.2	不良事件	是否经历任何不良事件	是，否	逻辑计算
12.3	不良事件	产生不良事件来源	临床治疗、临床试验、手术、疾病进展、不详	逻辑计算
12.4	不良事件	不良事件开始时间	YYYY-MM-DD	逻辑计算
12.5	不良事件	不良事件结束时间	YYYY-MM-DD	逻辑计算
12.6	不良事件	不良事件分级	1 级，2 级，3 级，4 级	逻辑计算
12.7	不良事件	治疗变化	剂量不变，剂量减少，中断用药，终止用药	逻辑计算
12.8	不良事件	不良事件结局	恢复，稳定，恶化，死亡，其他	逻辑计算

参考文献

[1] 中华人民共和国国家卫生部国家中医药管理局 . 电子病历基本架构与数据标准（试行）〔S/OL〕.（2010-02-22）〔2020-06-10〕. http://www.nhc.gov.cn/zwgkzt/ppxxhjs1/200912/45414.shtml.

[2] European Group for Blood and Marrow Transplantation（EBMT）.Data Collection〔DS/OL〕.（2020-04-02）〔2020-05-20〕. https://www.ebmt.org/registry/data-collection.

[3] International Classification of Diseases,Tenth Revision [DB/OL]. http://www.cdc.gov/nchs/icd/icd10.htm .2018.

[4] 中华人民共和国国家卫生和计划生育委员会 . 电子病历基本数据集第 1 部分：病例概要　非书资料：WS 445.1—2014〔S/OL〕.（2014-05-30）〔2020-6-10〕. http://chiss.org.cn/hism/wcmpub/hism1029/notice/201406/t20140606_950.html.

[5] Eastern Cooperative Oncology Group. 体能状态评分 ECOG 评分法〔J〕. 中华普通外科文献：电子版，2012, 6(6): 556.

[6] GREENBERG P L，STONE R M，AL-KALI A，et al. Myelodysplastic Syndromes，Version 2.2017，NCCN Clinical Practice Guidelines in Oncology〔J〕. Journal of the National Comprehensive Cancer Network, 2017, 15(1): 60-87.

[7] FENAUX P，HAASE D，SANZ G F，et al. Myelodysplastic syndromes： ESMO Clinical Practice Guidelines for diagnosis，treatment and follow-up〔J〕. Annals of Oncology, 2014, 25(3): iii57-iii69.

[8] 中华医学会血液学分会 . 骨髓增生异常综合征中国诊断与治疗指南（2019 年版）〔J〕. 中华血液学杂志，2019, 40(2): 89-97.

[9] 中华人民共和国国家卫生部国家中医药管理局 . 疾病分类与代码　非书资料: GB/T 14396—2016[S/OL].（2016-10-13）〔2020-6-10〕. http://www.nhc.gov.cn/mohwsbwstjxxzx/s8553/201610/59a02d2af7fa43bdb1dee1444418fe1f.shtml.

[10] Logical Observation Identifiers Names and Codes [DB/OL]. https://loinc.org/downloads/loinc-table/#users-guide .2018.

[11] Guidelines for ATC classification and DDD assignment 2013. WHO Collaborating Centre for Drug Statistics Methodology [DB/OL]. http://www. whocc.no .2018.

[12] 中华人民共和国国家卫生和计划生育委员会电子病历基本数据集第 14 部分：住院医嘱　非书资料：WS 445.14—2014［DS/OL］. （2014-06-20）［2020-6-10］. http://www.nhc.gov.cn/ewebeditor/uploadfile/2014/06/20140620112251294.PDF.

[13] Version 5.0. Common Terminology Criteria for Adverse Events [DB/OL]. https://ctep.cancer.gov/protocolDevelopment/electronic_applications/ ctc.htm.2018.